ACTION

PHYSIOLOGIQUE & THÉRAPEUTIQUE

DU

STROPHANTUS HISPIDUS

PAR

M. Henri HUCHARD

Médecin de l'hôpital Bichat

Directeur de la *Revue générale de Clinique et de Thérapeutique*
(Journal des Praticiens).

PARIS

LIBRAIRIE MEDICALE DE O. BERTHIER

104, BOULEVARD SAINT-GERMAIN, 104.

—

1888

ACTION

PHYSIOLOGIQUE & THÉRAPEUTIQUE

DU

STROPHANTUS HISPIDUS

PAR

M. Henri HUCHARD

Médecin de l'hôpital Bichat

Directeur de la *Revue générale de Clinique et de Thérapeutique*
(Journal des Praticiens).

———

PARIS

LIBRAIRIE MÉDICALE DE O. BERTHIER

104, BOULEVARD SAINT-GERMAIN, 104.

—

1888

Communication faite à la Société de Médecine pratique dans la séance du
24 novembre 1887

ACTION

PHYSIOLOGIQUE & THÉRAPEUTIQUE

DU

STROPHANTUS HISPIDUS

Par **M. Henri HUCHARD**

D'après Baillon, *l'inée, onaye* ou *onage*, ou encore *strophantus hispidus, strophantus hirta*, appartient à la famille des apocynées. Elle est connue au Gabon, sous le nom de poison de Pans ou Pahouins, parce que cette peuplade guerrière s'en sert pour empoisonner ses flèches.

Ce poison existe en quantité plus faible dans les feuilles que dans les graines. Pelikan et Vulpian avaient constaté, dès 1865, que l'injection sous-cutanée de ce poison sur la grenouille détermine la mort par arrêt du cœur en deux ou trois minutes. Sept ans plus tard, en France encore, MM. Polaillon et Carville, dans un travail fort intéressant, arrivèrent aux mêmes conclusions; ils démontrèrent qu'à l'inverse de la digitaline, sans action sur les escargots, l'inée les tue à la dose de cinq milligr. d'extrait sec, et qu'elle agit ainsi avec une intensité variable sur tous les animaux mis en expérience (chiens, chats, lapins, oiseaux, poissons, grenouilles, tortues, souris, escargots). Ils en conclurent que l'inée est un poison d'une extrême énergie, puisqu'il peut tuer les grenouilles et les lapins en quelques minutes, et qu'il agit primitivement sur le cœur en paralysant cet organe. D'autres expériences leur démontrèrent encore que l'inée n'a aucune influence sur l'excitabilité motrice des nerfs, qu'elle ne paralyse pas le pouvoir conducteur des nerfs à l'égard des impressions sensitives ou sensorielles, qu'elle respecte le pouvoir réflexe ou excito-moteur de la moelle, qu'elle n'atteint pas le système nerveux du grand sympathique et qu'elle n'intéresse en aucune façon le système vasculaire périphérique. Mais, par contre, elle porte son action principale sur le système musculaire en général, sur les muscles striés ou lisses, dont elle abolit la contractilité. Le strophantus hispidus peut donc être regardé comme un poison essentiellement musculaire, qui agit directement et primitivement sur le myocarde, sans l'intermédiaire de son système nerveux.

[Les expériences récentes de MM. Gley et Lapicque n'ont pas sensiblement modifié ces conclusions, puisque les accidents cardiaques de l'intoxication strophantique ont été identiques, suivant que le système nerveux des grenouilles était intact ou que le bulbe et la moelle avaient été préalablement supprimés] (1).

En 1869 et en 1872, Fraser (d'Edimbourg) était arrivé aux mêmes conclusions, et ce n'est qu'en 1885 qu'il a fait entrer le strophantus hispidus dans le domaine de la thérapeutique.

Mais la phase physiologique par laquelle a dû passer ce médicament n'est pas close, et puisque M. Deniau a bien voulu, dans une excellente revue (2), rappeler les expériences physiologiques que j'ai faites sur ce sujet avec mon collaborateur et ami M. Eloy, dès le mois de juillet 1886, et dont il a été le témoin, je vais en donner un résumé très succinct :

Nos expériences, au nombre de dix, ont été pratiquées sur des lapins et des cobayes, à l'aide d'injections sous-cutanées de strophantus hispidus.

Voici la relation résumée de deux de nos expériences (faites avec M. Eloy au *laboratoire de recherches thérapeutiques* de l'hôpital Bichat) :

Expérience I.— Injection, à 10 heures 40, de dix gouttes de teinture de strophantus sous la peau d'un cobaye du poids de 390 grammes. A 10 heures 44 minutes, convulsions et secousses musculaires ; sensibilité réflexe conservée ; l'animal est couché sur le dos sans pouvoir se relever. Muqueuse labiale d'un blanc violet. On pratique l'autopsie à 10 heures 47, et on trouve le cœur gros, volumineux, définitivement arrêté en *diastole*, rempli d'un sang noir. Dans les autres organes, lésions de l'asphyxie : sang noir, ecchymoses pulmonaires et pleurales, etc. La mort est donc survenue en 7 minutes avec 10 gouttes de la solution au 10°.

Expérience II.—A 11 heures 12, la température rectale étant à 39°, on injecte sous la peau du dos d'un cobaye pesant 480 gr., 5 gouttes de la solution de strophantus au 10°. Nouvelle injection à 11 heures 21 (la première n'ayant pas bien pénétré dans le tissu cellulaire sous-cutané). Une minute après, les pulsations cardiaques sont au nombre de 220. L'animal meurt à 11 heures 27 (6 minutes après la seconde injection), et à ce moment la température rectale est à 38.7. Il n'a pas eu de convulsions, et la mort est survenue d'une façon

(1) Société de biologie, 2 juillet 1887.

(2) *Bull. de Thérap.*, oct. et nov. 1887.

foudroyante. A l'autopsie, le cœur est énorme, rempli d'un sang noir, arrêté en *diastole*.

Expérience III. — Pour constater la différence entre la digitale et le strophantus au point de vue de leur rapidité d'action, nous injectons sous la peau d'un cobaye pesant 640 gr., un milligr. 1/2 de digitaline en solution, et la mort ne survient qu'après trois quarts d'heure. Le cœur est trouvé, à l'autopsie, en *systole*.

Dans tous les cas, la mort est survenue avec une rapidité extrême ; en trois à six minutes, les animaux succombaient avec quelques convulsions, ou quelques phénomènes de paralysie. Les mouvements du cœur, après une première phase d'accélération, se ralentissaient, devenaient de plus en plus faibles, se supprimaient complètement, et les cobayes ou les lapins, après avoir présenté parfois quelques légères convulsions, et un certain état de parésie générale signalé par Langgaard (1), s'affaissaient pour ne plus se relever. A leur autopsie, pratiquée immédiatement, nous avons constaté l'arrêt complet et définitif du cœur, et cela en *diastole*. Ce résultat est en contradiction avec les expériences de Carville, Polaillon, Legros, et Fraser, qui ont noté au contraire l'arrêt du cœur en systole. Paul Bert, qui avait essayé le même poison sur deux chats, avait vu chez le premier le cœur arrêté en systole, chez le second le ventricule droit en diastole et le gauche en demi-systole (*Comptes rendus des séances de la Société de Biologie*, p. 84, 1870). Ce point de physiologie du médicament a donc encore besoin d'être élucidé (2). En tout cas, nous n'avons pu continuer nos expériences, commencées en 1886, parce que notre provision a été vite épuisée ; et lorsque j'ai eu du strophantus à ma disposition, j'avoue que je n'ai pas osé faire des essais thérapeutiques sur l'homme, tant j'avais été impressionné par la rapidité presque foudroyante de la mort survenue chez les animaux ; car je dois rappeler que, chez quelques-uns, elle était même survenue au bout d'une minute.

De leur côté, Polaillon et Carville, à la suite de leurs expériences, étaient arrivés à cette conclusion, que l'inée est un des poisons les

(1) *Therapeutische Monatshefte*, 1887.

(2) Au moment même où j'écris ces lignes, j'apprends par la *Semaine médicale* du 23 novembre 1837, que M. Lépine (de Lyon) est arrivé à des conclusions à peu près semblables aux miennes. M. Lépine a constaté chez des grenouilles, avec des doses de 0,003 c. c. de la teinture, une *augmentation de l'amplitude de la diastole* et une augmentation de la pression manométrique. — MM. Mairet et Combemale ont, de leur côté, trouvé le cœur en systole chez les animaux intoxiqués par le strophantus (Soc. de biologie, 28 octobre 1887).

plus énergiques que l'on connaisse. Les expériences suivantes le démontrent :

24 milligr. d'extrait tuent un chien de 22 livres en 1 h. 25
20...................................... 32 livres en 1 h. 50
10...................................... 28 livres en 1 h. 42
5...................................... 50 livres en moins de 12 h.
5...................................... 21 livres en 2 h. 3
2...................... ont laissé vivre un chien de 39 livres.

J'avais donc péché par excès de prudence et de timidité, en refusant de suivre Fraser sur le terrain de la thérapeutique. Ce dernier auteur, à la suite de ses expériences sur l'homme, était arrivé aux conclusions suivantes :

Le strophantus hispidus a une action plus rapide, plus accusée et plus durable que la digitale dans l'hyposystolie ou l'asystolie ; il ne s'accumule pas dans l'organisme, ne détermine aucun accident gastro-intestinal, mais il ne donne lieu à aucune contraction des vaisseaux. Le médicament, ajoutait-il encore, ralentit et régularise le pouls, augmente la tension artérielle, diminue ou fait disparaître les hydropisies et calme la dyspnée.

Le Dr Pins (de Vienne), qui a fait parvenir à la *Revue générale de clinique et de thérapeutique*, le premier travail paru en France sur cette question (1), arrive aux mêmes conclusions et déclare avec Fraser que le nouveau médicament est supérieur à la digitale.

MM. Zerner et Loew (2) arrivent aux conclusions suivantes : Le strophantus agit directement sur la systole cardiaque sans déterminer la contraction des vaisseaux ; il n'exerce aucune action directe sur le rein, et ne produit la diurèse qu'à la faveur de l'augmentation de la tension artérielle. Pour eux, le nouveau médicament est donc indiqué toutes les fois qu'on devra combattre l'affaiblissement de la contraction cardiaque et diminuer sa fréquence en augmentant son énergie. Mais il est contre-indiqué dans la dégénérescence trop avancée du myocarde, dans les lésions valvulaires avec hypertrophie cardiaque excessive, dans les maladies rénales avec hypertrophie du cœur. Ces indications et ces contre-indications sont donc celles de la digitale, mais le strophantus lui est supérieur parce qu'il agit plus vite, qu'il n'a pas d'effets cumulateurs et qu'il n'augmente pas la contractilité vasculaire.

Csatary arrive aux mêmes conclusions et fait remarquer que le strophantus agit rapidement en une demi-heure et non d'une façon

(1) *Le strophantus hispidus comme tonique du cœur et diurétique*, par Pins. (*Revue générale de clinique et thérapeutique*, nᵒˢ 19 et 20, 1887.)

(2) *Wiener med. Woch.*, nᵒˢ 36-40, 1887.

inégale comme la digitale. Dans vingt observations, il a toujours constaté la diminution et même la disparition complète de la dyspnée et des accès de sténocardie ; mais il n'a jamais observé d'action cumulative, malgré une dose de 40 gouttes par jour continuée pendant plusieurs semaines. A la suite de l'emploi de ce médicament, le même auteur n'a observé que trois fois de la diarrhée douloureuse, et deux fois de la céphalalgie (1). — Tous ces avantages sont encore reconnus par d'autres auteurs, par Bowditsch, Lewin, Rubino, Oliver et Burd (2).

C'était de l'enthousiasme ! Mais Drasche (de Vienne) (3) reconnaît déjà que le strophantus mérite seulement la première place parmi les succédanés de la digitale. Tout dernièrement (*British Med. Journ.*, 19 novembre 1887), le Dr Suckling (de Londres) affirme que le nouveau médicament produit des vomissements aussi souvent que la digitale et qu'il lui est certainement inférieur en action dans les maladies du cœur.

Cette opinion avait été déjà émise par Téleky (4), qui avait vu survenir quelques accidents à la suite de l'administration du strophantus dans un cas d'affection mitrale ; et par Rovighi (5) qui déclare nettement que ce médicament est inférieur à la digitale dans le traitement des cardiopathies.

Son efficacité dans d'autres affections est moins bien établie. C'est ainsi que son action est nulle dans les hydropisies par obstacle au cours du sang dans la veine porte. Mais il n'en est pas de même du mal de Bright, et Pins a vu parfois la diurèse augmenter, la dyspnée, les hydropisies et les phénomènes urémiques disparaître sous l'influence de ce médicament. Pour ma part, j'ai vu la diurèse augmenter deux fois seulement par l'administration du strophantus dans la néphrite parenchymateuse. D'après Pins encore, le médicament s'est montré moins efficace contre l'asthme, les névroses cardiaques, l'angor pectoris, la dyspnée des hystériques et des chlorotiques ; elle est nulle dans l'asthme bronchique et la maladie de Basedow. Enfin, quoiqu'il n'ait aucune influence sur la fièvre et sur sa marche, il serait cependant efficace, d'après le même auteur, dans cer-

(1) Action du strophantus hispidus, par A. Csatary (*Orvosi Hetilap*, 1887 n° 36 et 38).

(2) Bowditsch. (*Med. and surg. Journal Boston* 1887). — Lewin. (*Berl. Klin. Woch.* 1887). — Rubino (*Riform medica* 1887). — Oliver et Burd. (*Te Lancet* 1887).

(3) *Wiener med. Blaetter*, 1887.

(4) Téleky (*Société des méd. de Vienne*), 1887

(5) Alberto Rovighi. *Alcune osservazioni sull' uso dello Strofanto nei malatie di cuore*, 15 et 19 octobre 1887 de la *Riforma medica*.

taines affections fébriles où l'affaiblissement du myocarde entraîne souvent le collapsus.

En résumé donc, le strophantus serait utile dans les affections cardiaques non compensées et dans le mal de Bright, et il serait supérieur à la digitale, parce qu'il élève la tension sanguine sans augmenter simultanément les résistances dans les vaisseaux du rein comme le fait la digitale par suite d'une action vaso-constrictive. D'après Haas, de Prague, c'est même en déterminant la vaso-dilatation des petites artères qu'agirait le strophantus dans la plupart des cardiopathies (1).

Le strophantus est employé le plus souvent sous la forme de teinture alcoolique au 20ᵉ d'après Fraser (à la dose de 5 à 10 gouttes deux ou trois fois par jour). On ne doit jamais dépasser la dose quotidienne de 30 à 40 gouttes. Cette teinture est un liquide d'un jaune clair, possédant une saveur amère très prononcée.

Quant à la strophantine, substance qui n'est ni un alcaloïde, ni un glucoside (2), et qui a été isolée par Fraser d'abord, en 1871, puis par Hardy et Gallois, en 1877, sa composition n'est pas la même suivant sa provenance différente, et je n'en ai pas eu à ma disposition. La dose varierait entre 1 et 4 milligr. par jour.

Depuis le mois de juillet 1887, j'ai employé la teinture de strophantus au 10ᵉ dans mon service, et voici les résultats que j'ai obtenus et dont quelques-uns ont été relevés par mon excellent interne, M. Courtade.

Obs. 1. — La nommée D..., Adèle, âgée de 47 ans, entrée à l'hôpital Bichat le 8 août 1887, pour une insuffisance mitrale avec insuffisance tricuspidienne, battements hépatiques, pouls veineux avec légère ascite sans œdème des membres inférieurs et sans albuminurie (Salle Louis, nᵒ 5).

Le pouls est petit, faible, très irrégulier, presque incomptable ; cependant, on peut compter 160 à 170 pulsations.

Le 10 août, le pouls était à 150, la quantité des urines représentée par 100 gr. ; on prescrit dix gouttes de teinture de strophantus au 10ᵉ en deux fois.

Le lendemain 11 août, les pulsations sont seulement au nombre de 128 et la quantité des urines est représentée par 250 gr. — On prescrit 15 gouttes de teinture de strophantus.

Le 12 août, le pouls est à 104, les urines à 500. La malade se sent

(1) *Prager. med. Woch.*, 1887, nᵒ 44.

(2) Cependant, les recherches récentes de quelques auteurs paraissent avoir démontré que la strophantine est un glucoside.

beaucoup mieux, respire plus facilement et se plaint moins de ses palpitations. Elle a dormi un peu pendant la nuit. Les pulsations radiales sont certainement plus fortes et plus régulières.— 15 gouttes de strophantus.

Le lendemain 13 août, le pouls est à 80, les urines à 600. La sensation d'étouffement a disparu et la malade a bien dormi.

On continue les jours suivants la même dose de strophantus, et les urines montent jusqu'à 1600, 2200, 3400, tandis que le pouls reste à 80 ou 88.

Le 17 août, on supprime le médicament qui a été ainsi prescrit pendant 8 jours, et la quantité des urines qui s'était progressivement élevée de 100 gr. à 3 litres 400, n'est plus, les jours suivants, que de 2500, 1000 et de 530.

Le 27 août, on ordonne pendant cinq jours 0,30 centigr. de macération de digitale et la quantité des urines atteint 3 litres dès le 4e jour; le pouls tombe à 80 pulsations après 4 jours, comme pour le strophantus.

Voici un tableau qui représentera mieux la courbe de la quantité des urines et des pulsations sous l'influence du strophantus :

DATES DU MOIS	TRAITEMENT	QUANTITÉS DES URINES	POULS
9 août.		250 gr.	160
10 »	10 gouttes de strophantus.	100 »	150
11 »	15 gouttes »	250 »	128
12 »	id.	500 »	104
13 »	id.	600 »	80
14 »	id.	·500 »	100
15 »	id.	1600 »	92
16 »	id.	2200 »	80
17 »	Pas de strophantus.	3400 »	80
18 »	id.	2500 »	88
19 »	id.	1000 »	94
20 »	XV gouttes de strophantus.	500 »	100
21 »	id.	400 »	98

D'après ce tableau, on voit d'abord que l'action diurétique a demandé quatre à cinq jours pour se manifester, qu'elle s'est continuée deux jours encore après la suppression du médicament, et que seule, l'action sur le pouls s'est produite rapidement et s'est maintenue. En même temps je constatais au cœur une systole certainement plus énergique.

Les tracés sphygmographiques pris sur cette malade indiquent bien les modifications produites sur le cœur et le pouls sous l'influence du strophantus.

Cette observation fut continuée encore pendant plus de six semaines à l'aide de divers médicaments cardiaques. C'est ainsi que la caféine, administrée à la dose d'un gramme, fit monter la quantité des urines de 400 gr. à 1300. — La malade prit encore de la teinture de strophantus avec doses variables de 15 à 25 gouttes ; cette fois la quantité d'urine parvint à atteindre 2250 gr., mais le pouls conserva sa fréquence. — Sous l'influence de la digitale prescrite en macération pendant quatre jours aux doses décroissantes dé 0,40 cent. le premier jour, à 0,10 cent. le dernier jour, les urines s'élevèrent jusqu'à 4 litres, et le pouls tomba de 140 puls. à 52. Ici donc la digitale a été supérieure au strophantus, tandis que la caféine a eu une action bien moins manifeste.

OBS. II. — B..., âgé de 52 ans, entre le 1er août 1887 à l'hôpital Bichat (salle Bazin, n° 23). Insuffisance mitrale avec emphysème pulmonaire, œdème des membres inférieurs et râles de congestion passive aux deux bases pulmonaires.

Sous l'influence du strophantus, l'œdème disparaît après quelques jours, le pouls se relève, est moins irrégulier, la dyspnée disparaît très rapidement, et une diurèse assez abondante s'établit. Mais il est juste de faire remarquer que ce malade a été soumis au régime lacté pendant toute la durée du traitement, alors que la malade précédente mangeait une portion.

DATES DU MOIS	TRAITEMENT	QUANTITÉS DES URINES	POULS
18 août (1).	15 gouttes de strophantus.	1250 gr.	108
19 »	id.	3000 »	96
20 »	id.	3250 »	94
21 »	XX gouttes de strophantus.	5400 »	90
22 »	id.	500 »	84
23 »	Pas de médicament.	3250 »	92
24 »	id.	1500 »	92
25 »	id.	1000 »	100

Sur quatre autres malades atteints d'affection mitrale à la période asystolique, l'effet fut à peu près le même : augmentation de la diurèse, moins qu'avec la digitale, élévation de la tension artérielle, amplitude plus grande des pulsations radiales et des battements cardiaques, diminution assez rapide des œdèmes, diminution et disparition de la dyspnée.

Mais dans six autres cas (rétrécissement avec ou sans insuffisance mitrale, aortite chronique avec insuffisance aortique, insuffisances mitrale et tricuspidienne, etc.), l'effet a été à peine appréciable, c'est-à-dire que la diurèse a très peu augmenté et que le ralentissement du pouls a été peu accusé. Deux fois même la digitale a été

(1) Le malade était soumis au régime lacté depuis six jours et, sous cette influence, la quantité des urines s'était élevée de 400 gr. à 1250 grammes.

rapidement suivie d'une diurèse très abondante avec ralentissement du pouls, alors que le strophantus n'avait produit aucune action.

Enfin, dans un cas de goître exophthalmique, la teïnture de strophantus n'a exercé aucune influence sur la respiration et surtout sur la quantité des urines et sur le pouls, comme on le voit par le tableau suivant :

DATES DU MOIS	TRAITEMENT	QUANTITÉS DES URINES	POULS
6 novemb.	X gouttes de strophantus.	1500 gr.	132
7 »	XV gouttes —	1200 »	134
8 »	id.	1500 »	132
9 »	XX gouttes —	1000 »	130
10 »	id. —	1600 »	120
11 »	id. —	1500 »	120
12 »	Pas de médicament.	1000 »	126
13 »	id.	1500 »	120
14 »	id.	2100 »	150

Pour résumer ces observations, nous dirons :

1º Dans deux observations, le strophantus a parfaitement réussi en ralentissant et en fortifiant le pouls, en augmentant la diurèse jusqu'à 5 ou 6 litres, en faisant disparaître les œdèmes, et la sensation subjective de dyspnée.

Mais il est juste de remarquer que la digitale ordonnée plus tard à ces mêmes malades a produit des effets égaux, sinon supérieurs à ceux du strophantus.

2º Dans quatre autres observations, l'effet a été moins accusé, quoique encore appréciable.

3º Dans six observations, l'effet a été presque nul avec le strophantus, alors qu'il a été des plus remarquables avec la digitale. Dans tous les cas, toutes ces observations me permettent d'affirmer que l'action de ce dernier médicament est plus sûre que celle du strophantus.

4º Dans le goître exophthalmique, l'effet a été absolument nul comme avec la digitale.

5º Dans un cas d'insuffisance mitrale chez un artério-scléreux, le strophantus avait d'abord produit d'excellents effets à la faible dose de huit à dix gouttes par jour, quand le malade est mort subitement.

Très ému par cette terminaison rapide qui ne se rencontre pas habituellement dans les affections mitrales, je me demandais avec anxiété s'il ne fallait pas incriminer le médicament dont l'énergie est très grande, il ne faut pas l'oublier. Mais, à l'autopsie, j'ai eu heureusement l'explication de cette mort subite; car nous avons trouvé une sclérose très avancée du cœur d'origine ischémique avec une dégénérescence fibreuse presque complète des piliers de la valvule mitrale. Or, je vous ai démontré dans une précédente communication, à propos de la distinction capitale à établir entre les cardiopathies *valvulaires* et les cardiopathies *vasculaires,* que ces dernières étant caractérisées surtout par une exagération considérable de la tension artérielle, il est absolument contre-indiqué de prescrire des médicaments excitateurs de cette pression, comme la digitale et l'ergot de seigle. Je vous ai même signalé plusieurs cas de mort, par hémorrhagie ou embolie cérébrale à la suite de l'usage intempestif de la digitale. De sorte que le reproche de produire des accidents aussi graves ne doit pas être adressé à un médicament, mais à une médication. Néanmoins, si l'on se reporte aux expériences faites sur le strophantus, on acquiert la conviction qu'il s'agit d'un poison d'une énergie rare, *ce qui doit commander la plus grande prudence dans les essais thérapeutiques.*

Quoique mes observations ne soient pas encore très nombreuses au sujet du strophantus, je puis déjà m'appuyer sur elles pour modérer l'enthousiasme qui me paraît se généraliser et s'accentuer un peu trop en faveur du nouveau médicament. Sans doute, quelques résultats obtenus par les auteurs et par moi-même sont très encourageants. Mais je crois qu'il ne faut employer ce médicament qu'avec une grande prudence, en raison de son énergie, et qu'il est inférieur à la digitale, loin de lui être supérieur comme on le proclame. Il a sans doute sur elle l'avantage d'agir plus vite ; et, dans les cas urgents où il faut une action prompte et énergique, le nouveau médicament est certainement indiqué.

Dans tous les cas, — et c'est par ces considérations que je veux terminer, — on invente, on découvre tous les jours des médicaments nouveaux. C'est un courant irrésistible qui nous entraîne....

Mais depuis un an, je n'accueille plus qu'avec la plus grande réserve les nouveautés pharmaceutiques qui deviennent un encombrement, et je me suis fait le raisonnement suivant que je livre à vos réflexions et à votre appréciation : Nous avons de vieux médicaments qui ont subi l'épreuve du temps et la sanction du succès, et cependant nous n'en connaissons pas complètement l'action physiologique ou les indications thérapeutiques. Tout le monde vante les merveilleux effets de la digitale, tous les auteurs s'accordent à dire, à proclamer qu'elle est le premier des médicaments cardiaques. Et cependant, ne voyons-nous pas tous les jours éclore un nouveau médicament avec cette particularité que le dernier né doit toujours remplacer les autres, ce qui n'empêche pas les praticiens de revenir le plus souvent à la digitale ?

Clermont (Oise). — Imprimerie Daix frères, place St-André, 3.